BEI GRIN MACHT SICH IHR WISSEN BEZAHLT

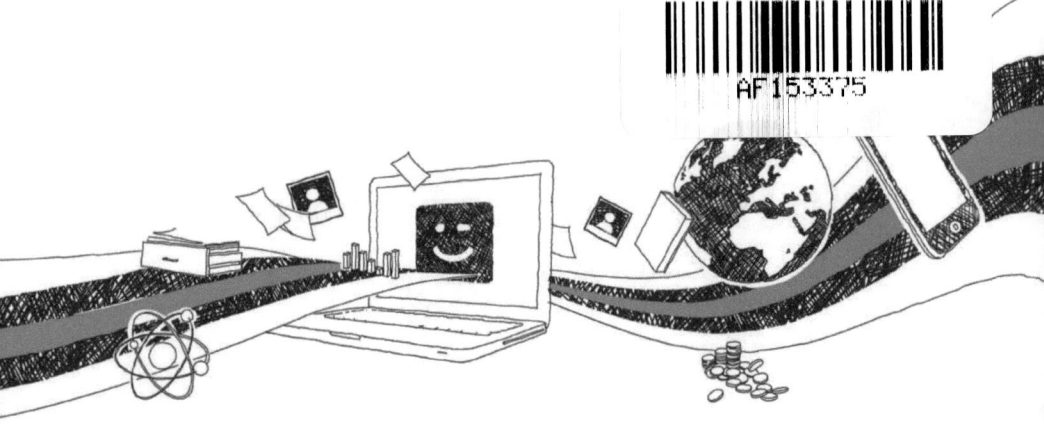

- Wir veröffentlichen Ihre Hausarbeit, Bachelor- und Masterarbeit

- Ihr eigenes eBook und Buch - weltweit in allen wichtigen Shops

- Verdienen Sie an jedem Verkauf

Jetzt bei www.GRIN.com hochladen und kostenlos publizieren

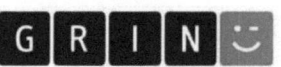

Rechtliche Unterschiede zwischen Rettungsassistenten und Notfallsanitätern bei der Durchführung invasiver Maßnahmen

Michael Jünger

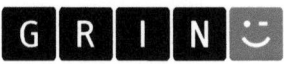

Bibliografische Information der Deutschen Nationalbibliothek:

Die Deutsche Nationalbibliothek verzeichnet diese Publikation in der Deutschen Nationalbibliografie; detaillierte bibliografische Daten sind im Internet über http://dnb.d-nb.de abrufbar.

ISBN: 9783346537799
Dieses Buch ist auch als E-Book erhältlich.

© GRIN Publishing GmbH
Nymphenburger Straße 86
80636 München

Druck und Bindung: Books on Demand GmbH, Norderstedt Germany
Gedruckt auf säurefreiem Papier aus verantwortungsvollen Quellen

Das vorliegende Werk wurde sorgfältig erarbeitet. Dennoch übernehmen Autoren und Verlag für die Richtigkeit von Angaben, Hinweisen, Links und Ratschlägen sowie eventuelle Druckfehler keine Haftung.

Das Buch bei GRIN: https://www.grin.com/document/1150918

Fliedner Fachhochschule Düsseldorf

WS 2018/ 2019

University of Applied Sciences

Studiengang Pädagogik für den Rettungsdienst

Seminar: Standortbestimmung Rettungsdienst

Hausarbeit

Düsseldorf, 24.02.2019

Rechtliche Unterschiede zwischen Rettungsassistenten und Notfallsanitätern

Name: Michael Jünger

Abgabetermin: 28.02.2019

Inhaltsverzeichnis

1. Einleitung

In der vorliegenden Arbeit wird aus aktuellem Anlass thematisiert, welche rechtlichen Möglichkeiten Rettungsassistenten[1] und insbesondere Notfallsanitäter bei der Durchführung invasiver Maßnahmen haben. In der Praxis erlebt man immer wieder Unklarheiten und den daraus folgenden rechtlichen Unsicherheiten bei der Behandlung am Patienten. Dies führt dann häufig zum Unterlassen der Maßnahmen und dem Warten auf den Notarzt. Darf der Rettungsassistent einen intravenösen Zugang legen? Darf der Rettungsassistent darüber Medikamente geben? Wie sieht es jetzt beim Notfallsanitäter aus? Welche Voraussetzungen müssen hierfür gegeben sein? Um unter anderem diese und noch weitere Fragen zu klären, werden die Ausbildungen zum Rettungsassistent und Notfallsanitäter vergleichend dargelegt. Daraus ergeben sich die ersten Anhaltspunkte für die Behandlungsmöglichkeiten am Patienten. Dazu gliedert sich die Arbeit in drei Hauptkapitel. Im ersten Hauptkapitel werden die Begriffe Heilkundliche Maßnahmen, Notkompetenz und die Delegation im Vergleich zu der Substitution mittels Gegenüberstellung definiert, da diese Begriffe in der Arbeit vermehrt vorkommen. Im zweiten Kapitel werden nach einer kurzen Einführung zum Berufsbild Rettungsassistent der Ausbildungsablauf, das Ausbildungsziel und in dem selben Maß Kompetenzen und Grenzen erklärt. Abgerundet wird der zweite Themenblock durch die Darstellung der rechtlichen Betrachtungsweise. Darauf anschließend wird der Notfallsanitäter in den Unterkapiteln Ausbildungsablauf, Ausbildungsziel, sowie Kompetenzen und Grenzen untersucht. Anschließend erfolgt eine rechtliche Betrachtung der Kompetenzen. Im Anschluss daran kommt eine Auswertung der vorher genannten Ergebnisse im direkten Vergleich der beiden Berufsgruppen zueinander. Der Schwerpunkt der Arbeit liegt in der Darstellung der genannten Themen im Bezug zum Notfallsanitäter. Das Ziel dieser Arbeit ist es, Mythen aufzuklären, Wissenslücken zu schließen und eine zusammenfassende Übersicht darzustellen. Qualitativ baut diese Arbeit auf literaturgestützte Quellen, Stellungnahmen von namenhaften Experten und Gerichtsurteilen auf. Bei der intensiven Auseinandersetzung mit dem Thema konnte vom Autor keine vergleichbare Arbeit gefunden werden. Der Rettungsdienst ist in der Bundesrepublik Deutschland das Bindeglied zwischen dem Notfall- bzw. Unfallort und der weiteren Versorgung im Krankenhaus. Daher hat der Rettungsdienst die Aufgabe lebensrettende Maßnahmen durchzuführen und dadurch eine Transportfähigkeit herzustellen (vgl. RettG NRW § 2 Abs. 2). Von 2001 bis 2017 sind laut der Gesundheitsberichterstattung des Bundes (GBE) die Leistungsfälle der gesetzlichen Krankenversicherung (GKV) von 3.393.565 Fahrten auf 5.184.353 Fahrten angestiegen. Das entspricht einem Anstieg von 34,54% (vgl. Statistisches Bundesamt 2017, unter: http://www.gbe-bund.de). (Siehe Anhang 1) In Dortmund steigt die Fallzahl im Rettungsdienst jedes Jahr um 5 bis 10 % an. Die Gründe für diese rasante Entwicklung

---

[1] Ausschließlich zum Zwecke der besseren Lesbarkeit wird in der vorliegenden Hausarbeit auf die unterschiedliche geschlechtsspezifische Schreibweise verzichtet. Die in dieser Arbeit gewählte männliche Form ist in diesem Sinne selbstverständlich als geschlechtsneutral zu verstehen.

hierzu sind sehr vielschichtig. Die Gesellschaft altert, die Anzahl der Single-Wohnungen steigt, der Rettungsdienst wird immer mehr als eine Art Dienstleister im Alltag angesehen. Dazu organisieren sich die Kliniken neu und spezialisieren sich immer mehr. Die Wege für den Rettungsdienst werden länger, es kommt folglich zu mehr Verlegungen zwischen zwei Krankenhäusern. Obendrein hat die medizinische Versorgung vor Ort durch die Hausärzte abgenommen, wo der Rettungsdienst die aufkommende Versorgungslücke einnimmt. Demnach steigen die Einsatzzahlen schneller an, als der Rettungsdienst wächst (vgl. Aschenbrenner 2018, unter: http://www.spiegel.de). Aufgrund der Kürze dieser Arbeit kann auf die Gründe nicht näher eingegangen werden. Die Kosten für Kranken- und Rettungsfahrten mit dem Rettungswagen (RTW) sind von 2010 bis 2016 für die GKV von 1,33 Milliarden Euro auf 2,1 Milliarden Euro pro Jahr angestiegen. Das macht eine Steigerung von 58,6%. (Siehe Anhang 2) Die medizinische und organisatorische Hauptverantwortung bei Einsätzen ohne Anwesenheit eines Notarztes trägt in der Notfallrettung seit dem 01.09.1989 der Rettungsassistenten (vgl. RettAssG §15). Derzeit befinden wir uns in Nordrhein-Westfalen in einer Übergangsphase, die bis zum 31.12.2026 andauert, wo Rettungsassistenten oder Notfallsanitäter als Transportführer auf einem RTW die Notfallfallrettung durchführen (vgl. RettG NRW §4 Abs.7). Am 01.01.2014 ist das neue Berufsbild Notfallsanitäter in Kraft getreten. Als gesetzliche Grundlage dient hierzu das Notfallsanitätergesetz (NotSanG). Der Deutsche Berufsverband Rettungsdienst e.V. (DBRD) bezieht bereits am 11.06.2012 Stellung und begrüßt explizit den Entwurf zum NotSanG. Besonders betont werden die wesentlichen Punkte Beschreibung vom Ausbildungsziel, verlängerte Ausbildungsdauer und die Ausbildungsvergütung. Alles zusammen wird zu einer besseren Versorgung von Notfallpatienten führen (vgl. DBRD 2012, unter: https://www.dbrd.de). Die Bundesärztekammer (BÄK) führt in einer Stellungnahme vom 24.01.2013 zum NotSanG aus, dass die Ausbildung zum Notfallsanitäter zu einer Kompetenzerhöhung und Kompetenzsicherung führen wird. Innerhalb eindeutiger rechtlicher Rahmenbedingungen sollen so die Notfallsanitäter ihre beruflichen und fachlichen Möglichkeiten entfalten können (vgl. BÄK 2013, unter: https://www.bundesaerztekammer.de).

2. Begriffsdefinition

Da die Begriffe Heilkundliche Maßnahmen, Notkompetenz und Delegation bzw. Substitution in der Arbeit häufiger genannt werden, wird die Definitionen von Beginn an festgelegt.

2.1. Heilkundliche Maßnahmen

Zur Begriffsdefinition knüpft die vorliegende Arbeit an die Definition vom Wissenschaftlichen Dienst des Bundestages an, bevor im weiteren Verlauf die heilkundlichen Maßnahmen erörtern werden. Der Begriff der Heilkunde wird von Jochen Taupitz, einem der renommiertesten Experten für Medizin- und Gesundheitsrecht und Medizinethik, wie folgt beschrieben: „[...] jede berufs- oder gewerbsmäßig vorgenommene Tätigkeit zur Feststellung, Heilung oder Linderung von Krankheiten, Leiden oder Körperschäden bei Menschen" (Taupitz 2015, unter: https://www.aerzteblatt.de). Die BÄK hat im Bezug zwischen Notfallsanitäter und der Heilkunde ebenfalls Stellung bezogen. Man erwarte, dass der Notfallsanitäter eigenständig, inhaltlich und zeitlich unbegrenzt Maßnahmen im Sinne der Heilkunde ausführt, um zu einer Verbesserung der Patientensituation beizutragen. Dies darf der Notfallsanitäter per Gesetz auch ohne das Hinzuziehen eines Arztes, wenn die weitere Behandlung in einem Krankenhaus erfolgt (vgl. BÄK 2013, unter: https://www.bundesaerztekammer.de). Daher ist es obligat, dass der Rettungsassistent und insbesondere der Notfallsanitäter Heilberufe im Sinne der Heilkunde sind, da die von Taupitz beschriebene Definition die wichtigsten Aufgaben der beiden Berufe beschreibt. Wer in Deutschland die Heilkunde explizit ausüben möchte, bedarf der Erlaubnis nach dem Heilpraktikergesetz (HeilprG) (vgl. HeilprG § 1 Abs. 1). Verantwortlich hierfür ist die Legislative auf Bundesebene. Nun steht weder der Rettungsassistent noch der Notfallsanitäter namentlich im HeilprG, was den beiden Berufsgruppen daher auch nicht ermöglicht, sich auf dieses Gesetz zu beziehen und darauf zu berufen. So schreibt der wissenschaftliche Dienst in einer Ausarbeitung zur Ausbildungszielbestimmung des NotSanG: „[...] eine gesetzliche Regelung, mit der Notfallsanitäterinnen und Notfallsanitätern eine Erlaubnis zur eigenverantwortlichen Ausübung der Heilkunde erteilt würde, fiele deshalb als Spezialregelung zu § 1 Abs. 1 HeilprG in die alleinige Gesetzgebungszuständigkeit des Bundes gemäß Art. 74 Abs. 1 Nr. 19 GG. Eine derartige Öffnung des Heilkundevorbehaltes hat der Bundesgesetzgeber im NotSanG aber gerade nicht vorgesehen." (Wissenschaftliche Dienste 2016, S. 5) Es gilt daher nach wie vor ausdrücklich der Arztvorbehalt. Der Begriff des Arztvorbehaltes kommt aus dem Verwaltungsrecht und wird aus § 2 Abs. 1 (Muster-) Berufsordnung für die in Deutschland tätigen Ärzte und dem § 1 Abs. 2 HeilprG hergeleitet (vgl. Keipke 2008, unter: http://www.rechtsanwalt-keipke.de). Folgende Maßnahmen zählen u.a. zu dem Arztvorbehalt: Anamnese erheben, Untersuchung des Patienten, Stellen einer Diagnose, Indikationsstellung, Entscheidung über Therapie und Durchführung invasiver Maßnahmen (vgl. Wissenschaftliche Dienste 2016, S. 21). Zusammenfassend sind heilkundliche Maßnahmen also Maßnahmen, um den gesundheitlichen Zustand der Patienten einzuschätzen und zu verbessern. Es wird von einem Rettungsassistenten und besonders vom Notfallsanitäter erwartet, dass er Maßnahmen eigenständig - ohne Anwesenheit eines Arztes - durchführt, die sonst nur einem Arzt vorbehalten sind, ohne dass sich beide direkt auf das HeilPrG beziehen können.

2.2. Notkompetenz

In Deutschland hat jeder Bürger die Pflicht zur Hilfeleistung, andernfalls macht man sich nach § 323c StGB der unterlassenen Hilfeleistung strafbar. Eine Verurteilung wird mit einer Freiheitsstrafe bis zu einem Jahr oder mit Geldstrafe bestraft. Der Rettungsdienst, namentlich hier der Rettungsassistent und der Notfallsanitäter genannt, fallen bei einer Alarmierung zu einem Notfallort zusätzlich unter die sogenannte Garantenstellung. Beide genannten widmen sich beruflich der Hilfeleistung, es gelten daher höhere Ansprüche an die Fähigkeiten (vgl. Schell o.J., unter: http://www.wernerschell.de). Der Berufsverband für den Rettungsdienst e.V. (BVRD) beschreibt bereits im Jahr 2000, dass der Rettungsassistent dem Notfallpatienten ein Beschützergarant im Sinne des § 13 StGB - Begehen durch Unterlassen - gesetzlich garantiert. Gerade aus dem § 3 RettAssG, indem die Ausbildungsziele definiert sind, ergibt sich eine erweiterte Hilfeleistungspflicht aufgrund der erlernten Kompetenzen. Es kommt nun zu einem gravierenden Problem. Der Rettungsassistent bzw. auch hier explizit der Notfallsanitäter genannt, haben in der Ausbildung das Beherrschen invasiver Maßnahmen und das Verabreichen von Medikamenten gelernt. Auf der einen Seite ist das nichtärztliche Personal zur besonderen Hilfeleistung verpflichtet und macht sich nach den o.g. Paragraphen im StGB strafbar, wenn die Hilfe ausbleibt. Auf der anderen Seite steht u.a. der § 1 HeilprG, wo bei der Ausübung der Heilkunde der Arztvorbehalt gilt. Nach § 5 HeilprG heißt es: „Wer, ohne zur Ausübung des ärztlichen Berufs berechtigt zu sein und ohne eine Erlaubnis nach § 1 zu besitzen, die Heilkunde ausübt, wird mit Freiheitsstrafe bis zu einem Jahr oder mit Geldstrafe bestraft." In diesem schwelenden Interessenkonflikt handeln zu müssen, aber eigentlich nicht zu dürfen, hat die BÄK eine Stellungnahme abgegeben, die richtungsweisenden Charakter besitzt. In der heißt es „[...] sind im Einzelfall für den Rettungsassistenten Situationen denkbar, in denen er nach eigener Entscheidung, ohne ärztliche Delegation und Weisung und damit in voller eigener Verantwortung überbrückende Maßnahmen zur Lebenserhaltung und Abwendung schwerer gesundheitlicher Störungen durchführen muß [sic], die ihrer Art nach ärztliche Maßnahmen sind (Notkompetenz)" (BÄK 1992, unter: http://www.bundesaerztekammer.de). Dieses Handeln setzt voraus, dass 1. keine rechtzeitige ärztliche Hilfe vor Ort sein kann, 2. die Maßnahme dringend erforderlich ist, 3. weniger invasive Maßnahmen ausgeschöpft sind und 4. die Hilfeleistung in dem konkreten Einzelfall für den Rettungsassistenten zumutbar ist. Dazu gilt immer der Grundsatz der Verhältnismäßigkeit und die Maßnahmen müssen regelmäßig von einem Arzt überprüft werden (vgl. ebd., unter: http://www.bundesaerztekammer.de). Weiter gilt zu beachten, dass jede Therapiemaßnahme und jedes Verabreichen eines Medikamentes den Straftatbestand der gefährlichen Körperverletzung nach § 224 StGB erfüllt. Der Tatbestand gilt hingegen als nicht erfüllt, wenn ein Rechtfertigungsgrund vorliegt. Der wichtigste Grund ist die Einwilligung, die direkt, mutmaßlich oder konkludent erfolgen kann. Dazu muss der einwilligungsfähige Patient über die Durchführung, Nebenwirkungen, Risiken und Alternativen aufgeklärt werden (vgl. Bayerisches Staatsministerium des Innern und für Integration 2018, unter: http://www.aelrd-bayern.de). Mit der Einführung des Notfallsanitäters und dem Pyramidenprozess haben sich die zu erlernenden Kompetenzen deutlich erweitert.

Werden Maßnahmen in einer Notstandslage ergriffen, die im originären Bereich der Ärzte liegen, kann der rechtfertigende Notstand nach § 34 StGB vor Strafe schützen, wenn unter Abwägung aller Gesichtspunkte die Durchführung verhältnismäßig und lege artis war. Sollten mehr Maßnahmen als eigentlich erforderlich durchgeführt werden und der Patient wird geschädigt, steht eine straf- und zivilrechtliche Betrachtung der Behandlung im Raum (vgl. Prütting 2016, S. 87).

2.3. Delegation vs. Substitution

In dem folgenden Kapitel werden die beiden Begriffe Delegation und Substitution anhand des Notfallsanitäters gegeneinander verdeutlicht. Da eine gesetzliche Definition des Begriffes der Delegation nicht existiert, hat sich der Wissenschaftliche Dienst vom Bundestag damit befasst. Delegation ist „[...] die Übertragung der Durchführungskompetenz zur Ausübung heilkundlicher Tätigkeiten insbesondere auf nichtärztliches Personal, wobei eine Delegation immer nur zur Assistenz und nie zu einer eigenständigen Ausübung der Heilkunde neben oder anstelle des Arztes führen kann" (Wissenschaftliche Dienste 2016, S.16). Entscheidend bei der Durchführung dabei ist, dass das ob durchgeführt wird, bei der Delegationsfähigkeit vom Arzt bleibt. Hierbei spricht man von der Anordnungsverantwortung. Nur die Durchführungsverantwortung, wenn es um das wie wird durchgeführt geht, wird auf das nichtärztliche Personal übertragen (vgl. ebd., S.16). Bei der Substitution ärztlicher Leistungen hingegen übernimmt das nichtärztliche Personal die volle Verantwortung. Mit der originären Zuweisung der ursprünglich ärztlichen Leistung im konkreten Fall handelt der Notfallsanitäter anstelle des Arztes und entscheidet ob und wie eine Maßnahme durchgeführt wird. Somit wird darunter die eigenständige und eigenverantwortliche Durchführung heilkundlicher Maßnahmen verstanden (vgl. ebd., S.14). Gretenkort äußert sich zu dem Thema wie folgt: „Eine Substitution ärztlicher Aufgaben, also die vollständige und dauerhafte Überführung von ärztlichen Tätigkeiten in den Verantwortungsbereich des Rettungspersonals ohne ärztliche Anordnung und ohne unmittelbare ärztliche Aufsicht über die ordnungsgemäße Durchführung [...] ist nach bisherigem Rechtsverständnis nicht möglich" (Gretenkort 2019, S. 4). Wie bereits schon erläutert, gibt es einen rechtlichen Widerspruch bei der Durchführung erlernter invasiver Maßnahmen und dem Verabreichen von erlernten Medikamenten, da der Arztvorbehalt grundsätzlich dem entgegensteht. Der Notfallsanitäter kann mehr als der Rettungsassistent, derzeit darf er es rechtlich aber noch nicht, es sei denn, dass der ÄLRD die Verantwortung im Rahmen einer Art Generaldelegation übernimmt (vgl. Hochstein 2018, unter: https://thomas-hochstein.de). Mit der Erschaffung des Notfallsanitäters wurden neue zu erlernende Kompetenzen festgelegt. Im Hinblick auf die Ausübung am Patienten ändert sich erstmal nichts. Im neuen NotSanG ist auch keine Delegations- oder Substitutionslösung vom Gesetzgeber beschrieben worden. Im § 4 NotSanG wird zwischen Kompetenzen die entweder eigenverantwortlich ausgeführt, oder solche die im Rahmen der Mitwirkung durchgeführt werden unterschieden.

Im § 4 Abs. 2 Nr. 1a bis j NotSanG ist der Kernbereich der rettungsdienstlichen Aufgaben beschrieben, wobei unter c auch invasive Maßnahmen genannt werden. Dort sollen die Notfallsanitäter Maßnahmen eigenständig und auf eigene Verantwortung durchführen können. Nach § 4 Abs. 2 Nr. 2c NotSanG sollen eigenständig heilkundliche Maßnahmen durchgeführt werden, die vom Ärztlichen Leiter Rettungsdienst bei gewissen Notfallbildern standardmäßig verantwortet werden. Beide Absätze lassen keine Substitution zu. Diese Formulierung, als eine vorweggenommene Delegation, ist rechtlich nicht ganz eindeutig. Eine ärztliche Delegation kann nicht im Allgemeinen, sondern bedarf einer konkreten Anordnung (vgl. Wissenschaftliche Dienste 2016, S.18).

3. Rettungsassistent

Der Rettungsassistent wurde 1989 mit dem Rettungsassistentengesetz (RettAssG), welches am 01.09.1989 in Kraft getreten ist, erschaffen und wurde am 01.01.2014 vom NotSanG abgelöst. Nach einer einjährigen Übergangsphase ist das RettAssG mit Ablauf des 31.12.2014 außer Kraft getreten. Um der Fragestellung in dieser Hausarbeit zu folgen, wird in diesem Kapitel der Rettungsassistent und im folgenden Kapitel der Notfallsanitäter beschrieben. Das RettAssG beschreibt die inhaltlichen Anforderungen der Ausbildung eines Rettungsassistenten und geht dabei in 15 Paragraphen u.a. näher auf die Erlaubnis zum Führen der Berufsbezeichnung Rettungsassistent, den Ausbildungsablauf und das Ausbildungsziel ein. Die Ausbildungs- und Prüfungsordnung für Rettungsassistentinnen und Rettungsassistenten (RettAssAPrV) regelt den Prüfungsablauf und legt zusätzlich die zu vermittelnden Themen im ersten Block fest. Das Gesetz beschreibt dagegen nicht die eigentliche Berufsausübung und gibt dazu auch keine Handlungsempfehlungen beim Notfallpatienten. Dies ist gesetzlich nicht zulässig, da die Organisation des Rettungsdienstes im Rahmen des Föderalismus von jedem Bundesland eigenständig zu regeln ist (vgl. Wissenschaftliche Dienste 2014, S.5).

3.1. Ausbildungsablauf

Im II. Abschnitt des RettAssG heißt es, dass der Lehrgang im ersten Block zum Rettungsassistenten vom Inhalt her aus mindestens 1200 Stunden theoretischer und praktischer Ausbildung besteht und 12 Monate dauert, sodann der Lehrgang in Vollzeit belegt wird (vgl. RettAssG § 4). In dieser Zeit wird das Klinikpraktikum absolviert. Im Anschluss folgt die staatliche Prüfung. Sie besteht aus einem schriftlichen, einem mündlichen und drei praktischen Teilen, die bestanden werden müssen, um die Ausbildung fortzuführen (vgl. RettAssG § 7; RettAssAPrV § 7 ff.). Im zweiten Block folgen 1600 Stunden praktische Tätigkeit im Rettungsdienst, die in Vollzeit ebenfalls innerhalb von 12 Monaten durchlaufen werden. Die Ausbildungsstätte muss dazu in der personellen Besetzung, der technischen Ausstattung und dem Einsatzbereich in der Lage sein, die Ausbildung des Praktikanten nach dem definierten Ausbildungsziel des § 3 RettAssG unter Aufsicht eines

Rettungsassistenten gewährleisten zu können. Die Ausbildungsstätte ist nur dann zulässig und für die Ausbildung wertentsprechend, wenn in dem Einsatzbereich ein Notarztdienst verfügbar ist (vgl. RettAssG § 7). Nach der praktischen Tätigkeit schließt ein Abschlussgespräch die zweijährige Ausbildungszeit ab, um zu überprüfen, ob die notwendige Handlungskompetenz erworben wurde. Die Erlaubnis zum Führen der Berufsbezeichnung Rettungsassistent nach § 1 RettAssG ist auf Antrag zu erteilen, wenn der Lehrgang mit den staatlichen Prüfungen bestanden und die praktische Tätigkeit erfolgreich abgeleistet wurde. Der Antragsteller ist dazu in der Nachweispflicht, dass er nicht vorbestraft ist und sich dadurch eine Unzuverlässigkeit zur Ausübung des Berufs ergibt. Dazu muss er gesundheitlich geeignet und über ausreichende Kenntnisse der deutschen Sprache verfügen (vgl. § 2 RettAssG).

3.2. Ausbildungsziel

Nach § 3 RettAssG ist das Ausbildungsziel eines Rettungsassistenten wie folgt beschrieben:

„Die Ausbildung soll entsprechend der Aufgabenstellung des Berufs als Helfer des Arztes insbesondere dazu befähigen, am Notfallort bis zur Übernahme der Behandlung durch den Arzt lebensrettende Maßnahmen bei Notfallpatienten durchzuführen, die Transportfähigkeit solcher Patienten herzustellen, die lebenswichtigen Körperfunktionen während des Transports zum Krankenhaus zu beobachten und aufrechtzuerhalten [...]."

Dieses vom Gesetzgeber definierte Ausbildungsziel soll den Rettungsassistentenschulen helfen, eine qualitativ hochwertige Ausbildung anzubieten. Den Schulen wird dadurch die Möglichkeit eingeräumt, mit einem hohen Maß an freien Gestaltungsräumen das Ausbildungsziel zu gewährleisten. Das Ziel aller an der Ausbildung beteiligter Personen soll sein, nach aktuellem Stand der Forschung und Wissenschaft fachliche, personale, soziale und methodische Handlungskompetenzen zu vermitteln. Aktuelle notfallmedizinische, naturwissenschaftliche und bezugswissenschaftliche Erkenntnisse sollen zu einer verantwortlichen Tätigkeit im Rettungsdienst führen. Das weiterführende Ziel muss sein, dass der Rettungsassistent in der Lage ist zur Wiedererlangung, Verbesserung und Erhaltung der physischen und psychischen Gesundheit im Rahmen einer notfallmedizinischen Versorgung mitzuwirken. Dazu sollen bestimmte Aufgaben eigenverantwortlich oder im Rahmen der Mitwirkung durchgeführt werden (vgl. Niedersächsischer Bildungsserver 2008, unter: http://www.nibis.de)

3.3. Kompetenzen und Grenzen

In dem folgenden Abschnitt geht es um die tatsächlichen Kompetenzen, aber auch die Grenzen eines Rettungsassistenten bei der Versorgung eines Notfallpatienten, bei dem eine Gefahr für Leben oder Gesundheit besteht. Welche Maßnahmen darf der Rettungsassistent also nun durchführen? Welche Medikamente darf der Rettungsassistent geben? Diese Fragen beantwortet die BÄK 3 Jahre nach dem Inkrafttreten vom RettAssG wie folgt:

"Nach dem wissenschaftlichen Stand der Notfallmedizin kommen zur Abwehr von Gefahr für das Leben oder die Gesundheit des Notfallpatienten folgende spezifisch ärztlichen Maßnahmen zur Durchführung für den Rettungsassistenten im Rahmen einer Notkompetenz in Betracht • die Intubation ohne Relaxantien • die Venenpunktion • die Applikation kristalloider Infusionen • Applikation ausgewählter Medikamente • die Frühdefibrillation" (Bundesärztekammer 1992, unter: www.bundesaerztekammer.de).

Im Jahr 2004 veröffentlicht die BÄK eine Liste mit Medikamenten, die jeweils einem Indikationsbereich zugeordnet sind. So ist bei der Reanimation und dem anaphylaktischen Schock die Gabe von Adrenalin, beim hypoglykämischem Schock die Glukose 40%, bei einem obstruktiven Atemwegszustand ein ß2-Sympathomimetikum als Spray, bei einem Krampfanfall Benzodiazepin als Rectiole, bei einem akuten Koronarsyndrom das Nitrat-Spray oder als Kapsel, sowie abschließend bei Verletzungen und ausgewählte Schmerzsymptome ein Analgetikum genannt und vorgesehen (vgl. ebd., unter: www.bundesaerztekammer.de). Die Durchführung von den heilkundlichen Maßnahmen, als auch die Gabe der ausgewählten Medikamente hat maßgeblich unter dem Grundsatz der Verhältnismäßigkeit zu erfolgen und setzt die Berufung auf die Notkompetenz voraus. Die Träger des Rettungsdienstes haben dazu einen ärztlichen Leiter für den Rettungsdienst zu benennen, der dem nichtärztlichen Personal weisungsbefugt ist und die Qualitätskontrolle übernimmt. Dazu sind regelmäßige Kontrollen unter Aufsicht eines Arztes durchzuführen, um dem Vorwurf des Organisationsverschulden vorzubeugen, falls ein Patient bei der Durchführung einer Notkompetenzmaßnahme geschädigt wird (ebd., unter: www.bundesaerztekammer.de). Handelt ein Rettungsassistent unverhältnismäßig, überschreitet er also diese Notkompetenz, so kann er sich nicht mehr darauf berufen. Die Folge daraus ist, dass der Rettungsassistent neben der üblichen Durchführungsverantwortung auch die Anordnungsverantwortung übernimmt, die ihm per se nicht zusteht. Etwaige Straf-, Zivil- und arbeitsrechtlichen Konsequenzen können drohen, wenn der Patient Schaden nimmt. „Der Entwurf [zum RettAssG d. A.] geht davon aus, dass der Rettungsassistent - auch wenn ihm eine qualifizierte Ausbildung zuteilwird - mit der eigenverantwortlichen Ausübung der Heilkunde überfordert wäre und stellt es demnach auf ein Tätigwerden ab, das in der Assistenz bei der ärztlichen Tätigkeit besteht" (Keipke 2008, unter: www.rechtsanwalt-keipke.de).

3.4. Rechtliche Betrachtung

Die Unsicherheit besteht seit Jahren hauptsächlich in der Abwägung zwischen dem Arztvorbehalt bei den heilkundlichen Maßnahmen nach dem HeilprG und der Garantstellung des Rettungsassistenten. Es ist dem Rettungsassistenten grundsätzlich verboten, Heilkunde ohne Anwesenheit oder Delegation eines Arztes, bei einem Notfallpatienten auszuüben und nach § 5 HeilprG mit Strafandrohung untersagt. Jede Durchführung einer der Maßnahmen ist rechtlich gesehen eine gefährliche Körperverletzung nach § 224 StGB, was mit einer Freiheitsstrafe von sechs Monaten bis zu zehn Jahren, oder in minder schweren Fällen von drei Monaten bis zu fünf Jahren bestraft wird. Dem gegenüber wiederum steht die Garantenstellung des Rettungsassistenten, bezogen auf den §13 StGB (Begehen durch Unterlassen), wonach insbesondere der Transportführer eines RTW verpflichtet ist, auch invasive Maßnahmen am Patienten durchzuführen, um Folgeschäden zu verhindern. Hingegen muss der Rettungsassistent aufpassen, sodass es nicht zu einem Übernahmeverschulden kommt. Dabei führt er eine Maßnahme durch, die seine fachliche Kompetenz übersteigt. Auch hier kann es zu umfangreichen Straf-, Zivil- und arbeitsrechtlichen Konsequenzen führen. Wenn nun jemand die Ansicht vertritt, dass er jegliche invasive Maßnahme grundsätzlich unterlässt, der wird enttäuscht. Nach einer rechtlichen Bewertung kann selbst das Unterlassen einer Maßnahme eine Straftat darstellen, wenn der Rettungsassistent sie nachweislich beherrscht, die Maßnahme notwendig und zumutbar gewesen wäre (vgl. Neupert 2009, unter: www.academia.edu). Es darf folglich nicht so weit kommen, dass durch Unsicherheit und das daraus folgende Warten auf den Notarzt eine Verschlechterung vom Gesundheitszustand des Patienten, bis hin zum Tod in Kauf genommen wird. Innerhalb dieses ständigen Interessenkonfliktes muss der Rettungsassistent in jedem Einzelfall neu abwägen, welchen Rechtsbruch er begeht. Anhand eines konkreten Falls aus dem Jahr 2008 soll die Problematik kurz beispielhaft erläutert werden. Im Raum Koblenz ist einem Rettungsassistenten von seinem Arbeitgeber gekündigt worden, nachdem er in zwei Fällen eigenmächtig Medikamente verabreicht hatte. Ein Arzt war nicht vor Ort und wurde nicht nachgefordert. Im ersten Fall hatte der Patient eine hypertensive Krise mit einem Blutdruck von 230/130 mmHg. Bei einem weiteren Notfall einige Zeit später hatte ein Patient bei einem Unfall einen Bruch vom Oberarm erlitten. Die Schmerzen wurden zunehmend stärker, Übelkeit trat auf. Bei beiden Fälle erfolgte die Applikation nach Aufklärung und Einwilligung durch den Patienten, die Wirkung der Medikamente verbesserte den Patientenzustand zeitnah. Der Arbeitgeber hingegen erkannte eine arbeitsvertragliche Pflichtverletzung und beharrte darauf, dass keine Notstandslage bestanden habe und kündigte dem Arbeitnehmer. Das Arbeitsgericht Koblenz hob die fristlose Kündigung hingegen wieder auf. Das Gericht führte in der Urteilsbegründung auf, dass ein Rettungsassistent nach § 3 RettAssG die Pflicht habe, die Transportfähigkeit herzustellen und lebenswichtige Körperfunktionen aufrecht zu erhalten. Das Gericht konnte nicht feststellen, dass der Rettungsassistent seinen Beurteilungs- und Ermessensspielraum überschritten habe. Es führte dazu weiter aus, dass man bei der Beurteilung der Situation nicht den Maßstab eines erfahrenen Arztes anlegen kann. Zusätzlich nannte das Gericht die Garantenstellung des Rettungsassistenten den betreffenden Patienten gegenüber. Wäre es durch ein Unterlassen der Medikamentengabe zu einer Schädigung beim Patienten gekommen, sei eine strafrechtliche Haftung wegen Unterlassen gegeben (vgl. AG Koblenz vom 07.11.08, 2 Ca 1567/08). Der Vorfall mit dem Urteil zeigt eindrucksvoll die rechtlichen Schwierigkeiten auf, die sich Rettungsassistenten Tag für Tag auf den Straßen stellen müssen.

4. Notfallsanitäter

Mehr als 10 Jahren gab es Diskussionen um die zukunftsorientierte Weiterentwicklung des 1989 eingeführten Berufsbilds des Rettungsassistenten. Ziel dieser Diskussionsrunden war es, eine dreijährige, neu strukturierte Berufsausbildung zu schaffen und die Ausbildung damit anderen Heil- und Pflegeberufen gleichzustellen und eine verbesserte Durchlässigkeit zu schaffen. Eine weitere große Veränderung ist die Ausbildungsvergütung gemäß Tarifvertrag für Auszubildende des öffentlichen Dienstes. Die dritte große Veränderung ist, dass zu dem neuen Gesetz ein Pyramidenprozess abgestimmt wurde, der heilkundliche und invasive Maßnahmen als zu erlernendes Ausbildungsziel beschreibt. Mitte 2012 ist das vom Bundesministerium für Gesundheit in das Gesetzgebungsverfahren eingebrachte Gesetz über den Beruf des Notfallsanitäters (NotSanG) im Ausfertigungsdatum vom 22.05.2013 aufgrund Art. 74 Abs. 1 Nr. 19 GG vom Bundestag und Bundesrat beschlossen worden. Damit konnte es am 01.01.2014 in Kraft treten (vgl. Schwill 2014, unter: www.komba-nrw.de). Mit der Notfallsanitäterausbildung ist eine neue nichtärztliche Qualifikation in dem Rettungswesen in Deutschland integriert worden. Das Gesetz ist für die Bundesrepublik Deutschland gültig und regelt in 32 Paragraphen neben der Ausbildung, dem Ausbildungsverhältnis und der Anerkennung auch die Voraussetzungen zum Erteilen der Erlaubnis. Der § 1 NotSanG enthält daher einen Berufsbezeichnungsschutz. Daneben ergänzt die Ausbildungs- und Prüfungsverordnung für Notfallsanitäterinnen und Notfallsanitäter (NotSanAPrV) im Detail z.B. die exakte Gliederung der Ausbildung mit Angabe der zu erfüllenden Stunden, die Praxisanleitung und die Praxisbegleitung, sowie die staatlichen Prüfungen im Einzelnen. Weitergehende Ausführungsbestimmungen zur Ausbildung von Notfallsanitätern in Nordrhein-Westfalen definieren die Ausbildung im Einzelnen und gehen u.a. auf die Definition von Begrifflichkeiten ein. Die Ärztlichen Leiter Rettungsdienst haben mit der Beteiligung von namhaften Fachleuten den Pyramidenprozess bundeseinheitlich verpflichtend eingeführt. Dort sind die Therapiemaßnahmen und Notfallmedikamente aufgeführt, die Notfallsanitäter erlernen und später auch anwenden können sollen. Der Pyramidenprozess regelt hingegen nicht die Ausübung der Maßnahmen. Diese inhaltliche Ausbildungsfestlegung ist die Grundlage der Länder zur Kompetenzbestimmung. Ein zentrales Ziel des Gesetzgebungsvorhabens ist es, die Notkompetenz in der Erstversorgung einzudämmen. Zusätzliche Befugnisse sind daher bei der Berufsausübung einzuräumen. Folglich sind nunmehr fachliche, personale, soziale und methodische Kompetenzen nach § 4 Abs. 1 Satz 1 NotSanG zu vermitteln, die eine eigenverantwortliche Durchführung und teamorientierte Mitwirkung beim Einsatz am Unfallort ermöglichen. In dem Unterkapitel Ausbildungsziel wird das Themenfeld näher betrachtet. Dem Gesetzgeber war es zusätzlich besonders wichtig, auf europäischer Ebene die Vergleichbarkeit mit Paramedics zu verbessert (vgl. Prütting 2016, S. 79). Besonders fortschrittlich soll an dieser Stelle schon mal das Bundesland Bayern erwähnt werden, was einheitliche und verbindliche Standard Arbeitsanweisungen (SAA) für Notfallsanitäter im Einsatz für das gesamte Bundesland festgelegt und veröffentlicht hat. Die Ärztlichen Leiter und das bayrische Innenministerium haben dabei einen Schwerpunkt auf die Schmerzbekämpfung gelegt und Betäubungsmittel, wie z.B. das Piritramid im definierten Rahmen freigegeben.

4.1. Ausbildungsablauf

Die Ausbildung zum Notfallsanitäter kann nach § 5 NotSanG in Vollzeit 3 Jahre, aber auch in Teilzeit bis zu 5 Jahre beanspruchen. Die Ausbildung gliedert sich in drei Teilen, zum einen aus einem theoretischen und praktischen Unterricht, einer praktischen Ausbildung auf einer Lehrrettungswache und mehreren Praktika in Krankenhäusern. Der zeitliche Mindestansatz der theoretischen und praktischen Ausbildung umfasst dabei 1920 Stunden. In der Anlage 1 der NotSanAPrV werden die Themenbereiche im theoretischen und praktischen Unterricht näher beschrieben. Exemplarisch werden drei Themenbereiche genannt.

„Notfallsituationen bei Menschen aller Altersgruppen sowie Gefahrensituationen erkennen, erfassen und bewerten, Rettungsdienstliche Maßnahmen und Maßnahmen der Gefahrenabwehr auswählen, durchführen und auswerten, bei der Diagnostik und Therapie mitwirken, lebenserhaltende Maßnahmen zur Abwendung schwerer gesundheitlicher Schäden bis zum Eintreffen der Notärztin oder des Notarztes oder dem Beginn einer weiteren ärztlichen Versorgung durchführen" (Anlage 1 zu § 1 Abs. 1 Nr. 1 NotSanAPrV)

Die Berufsschulen sind jetzt aufgefordert, auf einem höheren Niveau als bisher auszubilden. Nach dem offiziell anerkannten Stand rettungsdienstlicher, evidenzbasierter und medizinischer Erkenntnisse sollen die Eingriffsbefugnisse eines Notfallsanitäters im Vergleich zu einem Rettungsassistenten deutlich erweitert werden. Die Qualifizierung eines Notfallsanitäters ist fachlich und inhaltlich signifikant umfangreicher geworden. (vgl. Prütting 2016, S. 114). Der Unterricht hat dazu in einer Notfallsanitäterschule stattzufinden. Die Schulen müssen staatlich anerkannt sein, die gesetzlichen Mindestanforderungen nach § 6 NotSanG sind zu erfüllen. Das Gesetz führt dazu unteranderem aus, dass der hauptberufliche Leiter einer Schule über eine abgeschlossene Hochschulausbildung verfügen muss. Die Lehrkräfte müssen fachlich und pädagogisch qualifiziert und die Klassenlehrer ebenfalls über einen abgeschlossenen berufspädagogischen Hochschulabschluss für die Durchführung des theoretischen und praktischen Unterrichts verfügen. Es sind Ausnahmen und Besitzstandsregelungen festgelegt worden. In einer Lehrrettungswache soll die praktische Ausbildung erfolgen. Der Umfang beträgt hierbei mindestens 1960 Stunden. Die Betreuung erfolgt dabei durch Praxisanleiter, deren Aufgabe ist es, die Schüler schrittweise an eine eigenständige Bewältigung von Notfalleinsätzen heranzuführen und ein Verantwortungsgefühl zu entwickeln. Dabei soll der Kontext zwischen dem theoretischen und praktischen Unterricht an der Berufsschule und der praktischen Ausbildung gewährleistet werden. Seit dem 01.01.2019 dürfen die Auszubildenden nur noch von Notfallsanitätern im Einsatz betreut werden (vgl. § 3 Abs. 2 NotSanAPrV). Als weiterer Ausbildungsort werden geeignete Krankenhäuser genannt, wo mindestens 720 Stunden abzuleisten sind (vgl. § 1 NotSanAPrV). Die Ausbildung schließt mit einer staatlichen Prüfung ab. Auf eine detailliertere Betrachtung muss aufgrund des geringen Umfangs in dieser Arbeit verzichtet werden.

4.2. Ausbildungsziel

Das Ausbildungsziel ist der Mittelpunkt der kompletten Ausbildung zum Notfallsanitäter, da hier die zu erlernenden Befugnisse beschrieben werden. Die Inhalte des NotSanG und der NotSanAPrV dienen der Kompetenzerweiterung des Notfallsanitäters und sollen zu einer Qualitätssteigerung in der präklinischen Notfallversorgung führen (vgl. Ministerium für Arbeit, Gesundheit und Soziales des Landes Nordrhein-Westfalen 2016, unter: www.mags.nrw). Die Ausführungen sind in der Ausbildung daher verpflichtend umzusetzen. Diesbezüglich geht der staatliche Ausbildungsauftrag damit an die Notfallsanitäterschulen. Das definierte Ausbildungsziel soll einem modernen Beruf entsprechen und das Tätigkeitsspektrum konkretisieren (vgl. Wissenschaftliche Dienste 2016, S.10). In dem Ausbildungsablauf soll daher nach dem

„[...] anerkannten Stand rettungsdienstlicher, medizinischer und weiterer bezugswissenschaftlicher Erkenntnisse fachliche, personale, soziale und methodische Kompetenzen zur eigenverantwortlichen Durchführung und teamorientierten Mitwirkung insbesondere bei der notfallmedizinischen Versorgung und dem Transport von Patientinnen und Patienten [...]" (§ 4 Abs. 1 Satz 1 NotSanG)

vermittelt werden. Es muss die Absicht aller an der Ausbildung Beteiligter sein, dass das Ausbildungsziel von jedem Auszubildenden erreicht wird. In dem nun folgenden Unterkapitel dieser Arbeit soll dem Thema daher eine großzügige Würdigung zuteil kommen. Nach § 4 NotSanG beschreibt das Ausbildungsziel mehrere eigenverantwortlich auszuführende Aufgaben und die Durchführung im Rahmen der Mitwirkung. Der Notfallsanitäter soll in der Ausbildung erlernen, die Lage am Einsatzort zu bewerten, den Überblick zu bekommen, weitere Kräfte zeitig und nach Bedarf nachzufordern und allgemein notwendige Maßnahmen einzuleiten. Es gilt hierbei schnellstmöglich den Gesundheitszustand des Patienten einzuschätzen. Das Wichtigste an dieser Stelle ist das Wahrnehmen einer vitalen Bedrohung und das Erkennen von möglichen Folgeschäden beim Patienten. Das Gefahrenbewusstsein hierfür gilt es in der Ausbildung zu erlernen. Das Umsetzen von erforderlichen und verhältnismäßigen Maßnahmen nach Priorität gehört zur Aufgabe eines Notfallsanitäters. Der § 4 Abs. 2 Nr. 1c NotSanG besagt konkret dazu, dass das eigenverantwortliche

„Durchführen medizinischer Maßnahmen der Erstversorgung bei Patientinnen und Patienten im Notfalleinsatz und dabei Anwenden von in der Ausbildung erlernten und beherrschten, auch invasiven Maßnahmen, um einer Verschlechterung der Situation der Patientinnen und Patienten bis zum Eintreffen der Notärztin oder des Notarztes oder dem Beginn einer weiteren ärztlichen Versorgung vorzubeugen, wenn ein lebensgefährlicher Zustand vorliegt oder wesentliche Folgeschäden zu erwarten sind",

erlernt werden muss. Die invasiven Maßnahmen sollen einer Verschlechterung des lebensgefährlich erkrankten oder verletzten Patienten vorbeugen und Folgeschäden verhindern. Die Zeit bis zur Übernahme eines Notarztes oder der weiteren ärztlichen Versorgung ist daher auch mit heilkundlichen Maßnahmen zu überbrücken. Durch die Möglichkeit der Maßnahmen soll die Transportfähigkeit vom Notfallsanitäter auch ohne Anwesenheit eines Artes hergestellt und gesichert werden. Anschließend ist der Patient zur weiteren Versorgung in ein geeignetes Zielkrankenhaus zu transportieren. Für die bestmögliche Weiterversorgung im Krankenhaus ist eine fachgerechte Übergabe in eine ärztliche Weiterbehandlung zwingend nötig. Das fachliche Dokumentieren und die Durchführung von qualitätssichernden Maßnahmen unter der Beachtung aller Gesetze und Rechtsvorschriften ist dabei Pflicht. Eine angemessene Kommunikation und ein professioneller Umgang mit allen Beteiligten in jeglicher Situation ist obligat (vgl. § 4 Abs. 1 NotSanG). Neben den eigenverantwortlich durchzuführenden Maßnahmen beschreibt das Gesetz auch das Erlenen der Durchführung von Maßnahmen im Rahmen der Mitwirkung. Der Notfallsanitäter soll bei der ärztlichen Versorgung eines Notfallpatienten assistieren können. In einer Notfallsituation soll der Notfallsanitäter zusätzlich in der Lage sein, ärztlich delegierte Maßnahmen eigenständig durchführen zu können. Der § 4 Abs. 2 Nr. 2c NotSanG legt daneben fest, das ein „eigenständiges Durchführen von heilkundlichen Maßnahmen, die vom Ärztlichen Leiter Rettungsdienst oder entsprechend verantwortlichen Ärztinnen oder Ärzten bei bestimmten notfallmedizinischen Zustandsbildern und -situationen standardmäßig vorgegeben, überprüft und verantwortet [...]" erlernt werden müssen. Damit die Maßnahmen zuverlässig in der Theorie und der Praxis erlernt werden, bedarf es engen Absprachen zwischen den Ausbildungsorten. Die Praxisanleitungen in der Klinik und der Lehrrettungswache arbeiten eng mit der Praxisbegleitung der Schule zusammen. Sie stellen gemeinsam das Ausbildungsziel sicher (vgl. Prütting 2016, S. 402). Die Berufsschule trägt die Gesamtverantwortung für die Vermittlung des theoretischen und praktischen Unterrichts und der Organisation sowie der Koordination mit der praktischen Ausbildung entsprechend dem Ausbildungsziel. Die Praxisbegleitung wird durch die Schule durchgeführt und somit gleichzeitig die praktische Ausbildung unterstützt (vgl. § 5 Abs. 3 NotSanG). Zusammenfassend kann man betrachten, dass Handlungskompetenz, Methodenkompetenz, Sozialkompetenz, Kommunikative Kompetenz mit einer ausgeprägten Fachkompetenz eine entscheidende Rolle in der Ausbildung und natürlich auch darüber hinaus spielen. Sie sind von dem Auszubildenden zwingend zu erlernen. Fachbezogenes und fachübergreifendes Wissen gilt es zu erlangen und unter einem Handlungsdruck zielorientiert umzusetzen (vgl. Ministerium für Arbeit, Gesundheit und Soziales des Landes Nordrhein-Westfalen 2015a, unter: www.mags.nrw).

4.3. Kompetenzen und Grenzen

Das Ziel der umfangreichen und komplett neu strukturierten Ausbildung zum Notfallsanitäter ist, dass die beruflichen, fachlichen und methodischen Möglichkeiten innerhalb festgelegter rechtlicher Rahmenbedingungen entfaltet werden können, ohne dass dadurch der rechtliche Anspruch der Notfallpatienten auf eine ärztliche Behandlung beeinträchtigt wird. Gerade in zeitkritischen, lebensbedrohlichen Situationen der Notfallpatienten wird es immer öfter zur Durchführung von heilkundlichen Maßnahmen durch Notfallsanitäter kommen. Das notarztfreie Intervall soll durch Notfallsanitäter im Sinne einer bestmöglichen Patientenversorgung genutzt werden. Nach § 4 Absatz 2 Punkt 1c NotSanG ist die eigenverantwortliche und angemessene medizinische Versorgung bei Notfallpatienten, auch mit invasiven medizinische Maßnahmen, erlaubt. Eine zeitliche oder inhaltliche Begrenzung der Maßnahmen ist dabei gerade nicht vorgesehen. Eine verspätete Patientenversorgung und das dadurch evtl. Eintreten von Folgeschäden soll so verhindert werden. Das Hinzuziehen eines Notarztes ist bis zum Beginn einer weiteren ärztlichen Versorgung im Krankenhaus nicht zwingend erforderlich, sofern Folgeschäden nicht unmittelbar zu erwarten sind. Der Transport in ein Krankenhaus kann daher auch ohne Hinzuziehen eines Notarztes erfolgen (vgl. BÄK 2013, unter: www.bundesaerztekammer.de). Durch das NotSanG wurden dem Notfallsanitäter deutlich mehr Maßnahmen zugesprochen, als es bisher für den Rettungsassistenten der Fall war. Es gilt einer Verschlechterung der Notfallsituation vorzubeugen, um ein gutes Outcome zu ermöglichen (vgl. Gretenkort 2019, S. 2 f.). Mit dem Wortlaut des § 4 Abs. 2 Nr. 2 NotSanG wird der ärztliche Leiter Rettungsdienst (ÄLRD) als zentraler Mittelpunkt der Übertragung von heilkundlichen Maßnahmen auf den Notfallsanitäter genannt. Der ÄLRD soll festlegen welche medizinischen Maßnahmen und welche Medikamente in seinem Fachbereich freigegeben werden. Dazu obliegt ihm die Pflicht im Rahmen der Qualitätssicherung eine regelmäßige Überprüfung seiner rettungsdienstlichen Mitarbeiter. Vom 15.07.2013 bis zum 15.02.2014 wurde unter Beteiligung von über 100 Fachexperten aus den unterschiedlichsten Gesellschaften, Ausbildungseinrichtungen, Arbeitgebern und Selbstverwaltungskörperschaften ein Fachkonsens im Pyramidenprozess errungen. Aufgrund eines engen Zeitplanes vom

Gesetzgeber mussten organisatorische Kompromisse gemacht werden. Trotz der Einigung auf Bundesebene, liegt die rechtliche Zuständigkeitsverantwortung bei den Bundesländern. In der Anlage 1 vom NotSanG sind 15 heilkundliche Maßnahmen aufgeführt, die von einem Notfallsanitäter nach der Ausbildung zu beherrschen sind. Als Beispiel sei hier eine CPAP Beatmung, die Thoraxpunktion, das Anlegen eines externen Schrittmachers oder auch die Kardioversion genannt. In der Anlage 2 sind 25 Medikamente aufgeführt, die auf unterschiedlichsten Applikationswegen zu verabreichen sind. Als Beispiel sind hierbei Amiodaron, Atropin, Benzodiazepine, Ketamin und Opiate zu nennen. Die Anlage 3 benennt 6 ärztliche Maßnahmen, die im Rahmen der Assistenz mit einem Arzt durchgeführt werden (vgl. Lechleuther 2014, S. 112 ff.). Die in dem Pyramidenprozess aufgeführten Medikamente stellen die minimalste Ebene dar, die in NRW Gültigkeit besitzt. In speziellen Arbeitsalgorithmen, auch Standard Arbeitsanweisung (SAA) genannt, muss von den ÄLRD festgelegt werden, in welcher Form die Medikamente und die heilkundlichen Maßnahmen eine rettungsdienstliche Relevanz besitzen. Eine heterogene Auslegung durch die ÄLRD soll dabei zwingend vermieden werden (vgl. Ministerium für Arbeit, Gesundheit und Soziales des Landes Nordrhein-Westfalen 2015b, unter: www.mags.nrw). Durch die Abstimmung von Behandlungspfaden und SAA für den Rettungsdienst zwischen den Bundesländern Nordrhein-Westfalen, Sachsen, Sachsen-Anhalt und Mecklenburg-Vorpommern konnte ein gemeinsamer Konsens erzielt werden. Die Landesverbände ÄLRD haben für ihre Bundesländer festgelegt, wie die Notfallsanitäter bei vordefinierten Krankheitsbildern ihre erlernte Kompetenz einbringen sollen. Die Kompetenzen der Notfallsanitäter sind eigenverantwortlich nach § 4 Abs. 2 Nr. 1c oder im Rahmen der Mitwirkung nach § 4 Abs. 2 Nr. 2 durchzuführen. Für Tries sind die eigenverantwortlich veranlassten invasiven Maßnahmen am Notfallpatienten nur unter den folgenden Voraussetzungen erlaubt: „→ angemessene medizinische Maßnahmen zur Erstversorgung, → in der Ausbildung erlernt und beherrscht, → im Notfalleinsatz, bei Lebensgefahr oder zur (sic) erwartende wesentliche Folgeschäden, → zur Vorbeugung einer Zustandsverschlechterung vor (not-)ärztlicher Versorgung" (Tries 2017, unter: www.rettungswesen.info). Nach § 4 Abs. 2 Nr. 2c soll den Notfallsanitätern hingegen auch ein selbstbestimmtes Durchführen von heilkundlichen Maßnahmen möglich sein, die von dem ÄLRD bei bestimmten Zustandsbildern standardmäßig vorgegeben und verantwortet werden (ebd., unter: http://www.rettungswesen.info). Das Bundesland Bayern hat dazu am 15.03.2018 eine Präambel zu den Algorithmen für die Delegation heilkundlicher Maßnahmen und Medikamentengaben durch die ÄLRD an die in Bayern tätigen Notfallsanitäter herausgegeben. Dort wird die Durchführung der heilkundlichen Maßnahmen nach § 4 Abs. 2 Nr. 1c NotSanG und § 4 Abs. 2 Nr. 2c unterschieden. Die Versorgung eines Notfallpatienten durch einen Notfallsanitäter nach § 4 Abs. 2 Nr. 1c erfolgt als Notarzteinsatz. Darunter ist auch eine konsequente Nachalarmierung zu verstehen. Daneben beschreibt das NotSanG auch das eigenständige Durchführen von heilkundlichen Maßnahmen nach § 4 Abs. 2 Nr. 2c, soweit eine sofortige und zwingende ärztliche Vorstellung nicht nötig ist. Ein lebensbedrohlicher Zustand oder schwere zu erwartende Folgen sind für den Patienten nicht zwingend erforderlich, damit der Notfallsanitäter heilkundliche Maßnahmen durchführen kann. So ist nach einer wirksamen Einwilligung durch den Patienten möglich, dass der Notfallsanitäter ohne Anwesenheit oder Nachforderung eines Arztes bei einem lokalen Trauma, Verbrennung oder Verbrühung eigenständig Piritramid, was dem BtMG unterliegt, verabreicht. Eine Aufgabenteilung bei der Berücksichtigung der Rahmenbedingungen über den Verkehr mit Betäubungsmitteln (BtMG) sind beschrieben und erläutert. Durch das Bayrische Rettungsdienst Gesetz (BayRDG), welches am 01.01.2019 in Kraft getreten ist, können ärztliche Behandlungsmaßnahmen auf den Notfallsanitäter delegiert werden, ohne dass eine Übertragung im konkreten Einzelfall ausgesprochen werden muss (vgl. Bayerisches Staatsministerium des Innern und für Integration 2018, unter: http://www.aelrd-bayern.de). So schreibt auch der Wissenschaftliche Dienst: „[...] nach der Regelung in Buchstabe c soll die Ausbildung schließlich auch dazu befähigen, im Rahmen der Mitwirkung „eigenständig" heilkundliche Maßnahmen durchzuführen, die [...] standardmäßig, vorgegeben, überprüft und verantwortet werden." Weiter heißt es: „Auch, wenn in den genannten Fällen Tätigkeiten im Einzelfall eigenständig durchgeführt würden, liegt insofern immer eine Mitwirkung vor, als sie jedes Mal auf eine ärztliche Veranlassung beruhten" (Wissenschaftliche Dienst 2016, S.3; S.12). Deshalb fordert auch der Sachverständigenrat zur Begutachtung der Entwicklung im Gesundheitswesen (SVR) in seinem Gutachten von 2018 eine Ausweitung und Vereinheitlichung der definierten Befugnisse von Notfallsanitätern. Gleichzeitig kritisiert der SVR, dass es auf Kreisebene teils erhebliche Unterschiede bei den Maßnahmen gibt, die eigenständig durchgeführt werden dürfen. Es wird zudem kritisch geäußert, dass der Notfallsanitäter keine eigene Regelkompetenz hat. Bei jeder Maßnahme muss sich der Notfallsanitäter auf den rechtfertigen Notstand § 34 StGB berufen. Eine erste kleinere Untersuchung in der Stadt Braunschweig durch den ÄLRD ergab, dass bei knapp 90% aller heilkundlicher Maßnahmen die durch Notfallsanitäter durchgeführt wurden, die Indikationsstellung korrekt war und die invasiven Maßnahmen fehlerfrei und erfolgreich durchgeführt wurden (vgl. Günther et al. 2016, unter: https://www.thieme-connect.com).

4.4. Rechtliche Betrachtung

Mit einer höheren Kompetenz nach dem NotSanG und weitergehenden Eingriffsbefugnissen hat dieser neue Beruf den Beruf des Rettungsassistenten abgelöst. Es muss weiterhin das Ziel aller Organisationen sein, die Notfallsanitäter über ihre rechtliche Stellung aufzuklären und zu schauen, was dem nicht ärztlichen Personal eigenständig zumutbar ist. Vorsichtig sollte man bei der Formulierung der Standardmaßnahme eines Notfallsanitäters sein, da damit eine Erwartung der Behandlung aus Sicht des Notfallpatienten einhergeht. Wer so eine

Standardmaßnahme unterlässt, warum auch immer, ist erstmal Konsequenzen ausgesetzt. Diese können zivil-, straf-, oder arbeitsrechtlicher Natur sein (vgl. Tries 2017, unter: http://www.rettungswesen.info). Mögliche Rechtsfolgen können Schadenersatz, Schmerzensgeld, Geld- oder Freiheitsstrafe, Disziplinarverfahren bis zur Kündigung oder mit beamtenrechtlichen Konsequenzen bis zur Entfernung aus dem Dienst sein. Einher geht, dass die pauschale Übertragung der heilkundlichen Maßnahmen im Sinne einer Substitution bzw. Generaldelegation dem Medizinrecht fremd ist. Es empfiehlt sich daher dringend, nur die Maßnahmen anzuwenden, die tatsächlich beherrschten werden und deren Beherrschung im Rahmen von regelmäßigen Zertifizierungen nachgewiesen werden kann. Bei einer eigenständigen Durchführung von Maßnahmen trägt der Notfallsanitäter die Durchführungs- und die Anordnungsverantwortung (vgl. Hochstein 2017, unter: https://thomas-hochstein.de). Das NotSanG bestimmt dazu nicht die Kompetenzregelung. Spezielle, landesrechtliche Regelungen gehen auf die Kompetenzen im Notfalleinsatz ein und sind sehr unterschiedlich. Namentlich ist hier oft der ÄLRD erwähnt, der die Verantwortung zur Übertragung von heilkundlichen Maßnahamen trägt (vgl. ebd. 2018, unter: https://thomas-hochstein.de). Ein weiterer großer Konfliktpunkt ist die Gabe von Betäubungsmitteln. In der Ausbildung wird erwartet, dass man die Medikamente beherrscht und eigenständig verabreicht. Dagegen steht das BtMG, was strenge Vorgaben macht. So definiert Tries Anfang 2017 den Begriff des Arztvorbehaltes wie folgt: „Beispiele für einen Arztvorbehalt sind - jeweils noch - die Applikation von Betäubungsmitteln (§13 BtMG) oder die Todesfeststellung". Das bayrische Innenministerium ist mit den ÄLRD Bayern gemeinsam einen lösungsorientierten Weg gegangen, wonach es den Notfallsanitätern nun erlaubt ist, nach geltenden SAA Piritramid, Fentanyl und Morphin zu verabreichen. Spezielle Algorithmen regeln landesweit die Gabe von Piritramid im Rahmen einer vorweggenommenen Delegation. In NRW ist man noch nicht so weit. Dort arbeiten die Notfallsanitäter weiterhin unter dem rechtlichen Konstrukt der Notkompetenz. Dabei ist die richtige Anwendung des rechtfertigenden Notstands nach § 34 StGB die einzige Rechtfertigung der Notfallsanitäter, heilkundliche Maßnahmen anzuwenden ohne im Anschluss daran rechtliche Konsequenzen zu fürchten. Die ÄLRD haben in SAA standardmäßig vorgegebene heilkundliche Maßnahmen beschrieben, wonach sich der Notfallsanitäter richten muss (vgl. Wissenschaftliche Dienste 2018, unter: http://www.bundestag.de). Eine Notarztnachalarmierung ist daher obligat und dazu stadt- bzw. kreisweit unterschiedlich geregelt.

5. Abschließendes Fazit

In der vorliegenden Arbeit konnte dargelegt werden, wie sich die Ausbildungen der beiden Berufsbilder Rettungsassistent und Notfallsanitäter voneinander unterscheiden. Der Rettungsassistent mit der 2-jährigen, staatlich geregelten Berufsausbildung ist nach § 3 RettAssG als Helfer vom Arzt vorgesehen, der zusammengefasst in der Lage sein soll, lebensrettende Maßnahmen durchzuführen, bis der Arzt die Behandlung an der Einsatzstelle übernimmt. Nach Empfehlung der BÄK aus den Jahren 1992 und 2004 werden dem Rettungsassistenten eine Liste an invasiven Maßnahmen eingeräumt. Die Intubation ohne Relaxion, die Venenpunktion, die Frühdefibrillation im Halbautomaten und das Applizieren von wenigen, ausgewählten Medikamenten. Das darf der Rettungsassistent im Notfall und dem gleichzeitigen Nachalarmieren eines Notarztes unter den Gesichtspunkten der Notkompetenz. Der Notfallsanitäter hingegen benötigt eine 3-jährige Ausbildung bis zur staatlichen Prüfung. Die Ausbildung ist dazu komplett neu strukturiert worden. Ergänzend dazu existiert der Pyramidenprozess, wo alle invasiven Maßnahmen und Medikamente aufgeführt sind, die ein Notfallsanitäter während der Ausbildung handlungssicher erlernt haben muss. Auf Bundesebene wurde er mit der Beteiligung von zahlreichen Experten abgestimmt. Anhand der Unterschiede in der verlängerten und intensiveren Ausbildung ist deutlich geworden, dass dem Notfallsanitäter bei der Durchführung invasiver Maßnahmen mehr zuzutrauen ist. Die invasiven Maßnahmen sind eigenverantwortlich oder im Rahmen der Mitwirkung durchzuführen. Laut dem Ministerium für Arbeit, Gesundheit und Soziales des Landes Nordrhein-Westfalen sollen die erlernten Befugnisse der Kompetenzerweiterung dienen und zu einer Qualitätssteigerung in der präklinischen Notfallversorgung führen. Dennoch ist festzuhalten, dass die rechtlichen Voraussetzungen nicht geändert wurden und auch der Notfallsanitäter sein Handeln über die Notkompetenz begründet. Die Notkompetenz ist rechtlich gesehen nach wie vor ein Konstrukt aus dem rechtfertigendem Notstand nach § 34 StGB unter der Berücksichtigung der Garantenstellung. Ausgelegt wird die Garantenstellung im Sinne des § 13 StGB, dem Begehen durch Unterlassen. Für das alarmierte Rettungsdienstpersonal, was mit einem Rettungsfahrzeug anrückt, besteht daher immer eine erweiterte Hilfeleistungspflicht, im Vergleich zu einem normalen Bürger. Durch das Erlernen und im Besonderen dem regelmäßigen Nachweisen über das Beherrschen der invasiven Maßnahmen, muss das erlernte Wissen im begründetem Einzelfall auch angewendet werden. Es kommt bei all dem hingegen zu einem Widerspruch. Obwohl Rettungsassistent und Notfallsanitäter Heilberufe sind schlussfolgert das nicht zu dem Recht zur Ausübung der Heilkunde. Diese Maßnahmen unterliegen dem Heilpraktikergesetz und sind abhängig von dem Arztvorbehalt. Die Ausübung der Heilkunde ist, mit Ausnahme eines Heilpraktikers, anderen Berufsgruppen unter Strafandrohung verboten. Der Bund regelt das Ausbildungsgesetz, wo invasive Maßnahmen erlernt werden sollen, gleichzeitig ist vom Bund weder das Heilpraktikergesetz oder das BtMG Gesetz angepasst worden, um eine Rechtssicherheit zu schaffen. Da muss von den Gesetzgebern zwingend Abhilfe geschaffen werden. Das Bundesland Bayern hat bereits das BayRDG geändert und vorgemacht, wie eine konstruktive und rechtssichere Umsetzung der invasiven Maßnahmen im Sinne der Patienten in der Zukunft aussehen kann.

6. Literaturverzeichnis

Prütting, D. (Hrsg.) (2016): Rettungsgesetz Nordrhein-Westfalen. Kommentar für die Praxis, Kohlhammer, Stuttgart, 4. erweiterte und überarbeitete Auflage

Gretenkort, P.; Dörges, V.; Sefrin, P.; Beneker, J.; Riebandt, F. (Arbeitsgruppe Strukturfragen der BAND) (2019, zur Veröffentlichung angenommen): Zukünftige Aufgaben des Notarztes - wegweisende Aspekte aus den Nachbarländern In: Notarzt 2019, Thieme, Stuttgart, 35. Jg., bisher unveröffentlicht

Lechleuther, A. (2014): Der Pyramidenprozess - die fachliche Abstimmung der invasiven Maßnahmen im Rahmen der Umsetzung des Notfallsanitätergesetzes. In: Notarzt 2014, Thieme, Stuttgart, 30. Jg., Nr. 3 S. 112 ff.

7. Internetverzeichnis

Aschenbrenner, D.; Gritti, F. (Hrsg.) (2018): Überlastete Feuerwehren "Letztlich leidet der Bürger". In: Spiegel Online, Hamburg. Ein Interview mit Dirk Aschenbrenner am 01.05.2018, Unter: http://www.spiegel.de/panorama/gesellschaft/rettungsdienst-zahl-der-einsaetze-steigt-von-jahr-zu-jahr-a-1203793.html (zuletzt eingesehen am: 11.02.2019, 11:50 Uhr MEZ) Stichwort: „Gründe für vermehrte Rettungsdiensteinsätze"

Bayerisches Staatsministerium des Inneren und für Integration (2018): Präambel zu den Algorithmen für die Delegation heilkundlicher Maßnahmen und Medikamentengaben durch die ÄLRD an die in Bayern tätigen Notfallsanitäter (Stand: 15.03.2018). Unter: http://www.aelrd-bayern.de/images/stories/pdf/notsan/Praeambel_2c_NotSan_15-03-2018.pdf (zuletzt eingesehen am: 02.01.2019, 16:57 Uhr, MEZ) Stichwort: „Delegation heilkundlicher Maßnahmen Bayern"

Berufsverband für den Rettungsdienst (2000): Das Ende der Notkompetenz – die Regelkompetenz. Unter: https://docplayer.org/44791322-Stellungnahme-des-berufsverbandes-fuer-den-rettungsdienst-e-v-bvrd-das-ende-der-notkompetenz-die-regelkompetenz.html (zuletzt eingesehen am: 02.01.2019, 14:11 Uhr, MEZ) Stichwort: „Berufsverband Rettungsdienst Notkompetenz"

Bundesärztekammer (1992): Stellungnahme der Bundesärztekammer zur Notkompetenz von Rettungsassistenten und zur Delegation ärztlicher Leistungen im Rettungsdienst. Unter: http://www.bundesaerztekammer.de/fileadmin/user_upload/downloads/BAEK_Stellungnahm e_Rettungsassistenten.pdf (zuletzt eingesehen am: 02.01.2019, 14:57 Uhr, MEZ) Stichwort: „Bundesärztekammer Notkompetenz"

Bundesärztekammer (2004): Medikamente, deren Applikation im Rahmen der Notkompetenz durchgeführt werden kann. Unter: http://www.bundesaerztekammer.de/fileadmin/user_upload/downloads/Notfallkompetenz__M edikamente.pdf (zuletzt eingesehen am: 04.01.2019, 18:57 Uhr, MEZ) Stichwort: „Bundesärztekammer Medikamente"

Bundesärztekammer (2013): Stellungnahme der Bundesärztekammer zum Entwurf eines Gesetzes über den Beruf der Notfallsanitäterin und des Notfallsanitäters sowie zur Änderung weiterer Vorschriften BT Drucksache 17/11689 anlässlich der Anhörung des Ausschusses für Gesundheit des Deutschen Bundestages am 30.01.2013. Unter: https://www.bundesaerztekammer.de/fileadmin/user_upload/downloads/Stn_BAeK_Notfallsa nitaetergesetz_24.01.2013.pdf (zuletzt eingesehen am: 01.01.2019, 17:31 Uhr, MEZ) Stichwort: „Stellungnahme Bundesärztekammer NotSanG"

Deutscher Berufsverband Rettungsdienst e.V. (2012): Stellungnahme des DBRD zum Referentenentwurf über den Beruf der Notfallsanitäter (NotSanG). Unter: https://www.dbrd.de/aktuell/aktuelles/95-12-06-2012-stellungnahme-des-dbrd-zum-referentenentwurf-ueber-den-beruf-der-notfallsanitaeter (zuletzt eingesehen am: 01.01.2019, 17:53 Uhr, MEZ) Stichwort: „Stellungnahme DBRD NotSanG"

Gesundheitsberichterstattung des Bundes (2019): Leistungsfälle bei Rettungsfahrten und Krankentransporten der Versicherten der gesetzlichen Krankenversicherung. Unter: http://www.gbe-bund.de/oowa921-install/servlet/oowa/aw92/dboowasys921.xwdevkit/xwd_init?gbe.isgbetol/xs_start_neu/&p_ai d=3&p_aid=55612780&nummer=282&p_sprache=D&p_indsp=-&p_aid=53281320 (zuletzt eingesehen am: 11.02.2019, 22:50 Uhr, MEZ) Stichwort: „Leistungsfälle bei Rettungsfahrten",

Günther, A.; Harding, U.; Weisner, N.; Jürgen, S.; Richter, C. (2016): Ein Jahr Tätigkeit von Notfallsanitätern in einem städtischen Rettungsdienstbereich. Durchführung, Komplikationen und Outcome heilkundlicher Maßnahmen. In: Notarzt 2016; 32. Jg. (05): 216-221, unter: https://www.thieme-connect.com/products/ejournals/abstract/10.1055/s-0042-110686 (zuletzt eingesehen am: 10.01.2019, 11:59 Uhr, MEZ) Stichwort: „Auswertung Outcome heilkundliche Tätigkeiten Notfallsanitäter"

Heuchemer; Bolsinger (2009): Medikamentengabe durch Rettungsassistenten – zugleich Anmerkung zu ArbG Koblenz, Urteil vom 7. 11. 2008 – 2 Ca 1567/08 – Unter: https://www.academia.edu/421526/Medikamentengabe_durch_Rettungsassistenten_Die_sel bstst%C3%A4ndige_Vornahme_invasiver_notfallmedizinischer_Ma%C3%9Fnahmen_durch _Rettungsassistenten_nach_geltendem_Recht (zuletzt eingesehen am: 04.01.2019, 21:59 Uhr, MEZ) Stichwort: „Medikamentengabe durch Rettungsassistenten Neupert"

Hochstein (2018): Was darf der Notfallsanitäter tun? Rechtliche Kompetenzen von Notfallsanitätern. Unter: https://thomas-hochstein.de/download/was-darf-der-notsan.pdf (zuletzt eingesehen am: 02.01.2019, 18:57 Uhr, MEZ) Stichwort: „Was darf der Notfallsanitäter machen"

Kassenärztliche Bundesvereinigung (2019): Leistungsfälle bei Rettungsfahrten und Krankentransporten der Versicherten der gesetzlichen Krankenversicherung. Unter: http://gesundheitsdaten.kbv.de/cms/html/17069.php (zuletzt eingesehen am: 09.02.2019, 17:04 Uhr, MEZ) Stichwort: „KBV Ausgaben GKV Rettungswagen 2010 bis 2016"

Keipke (2008): Arztvorbehalt und Notkompetenz im Rettungsdienst. - Kurzgutachten zur aktuellen Rechtslage. Unter: http://rechtsanwalt-keipke.de/download/Arztvorbehalt.pdf (zuletzt eingesehen am: 02.01.2019, 12:57 Uhr, MEZ)
Stichwort: „Arztvorbehalt Notkompetenz"

Landesverbände der Ärztlichen Leitungen Rettungsdienst Mecklenburg-Vorpommern, Nordrhein-Westfalen, Sachsen, Sachsen-Anhalt (2017): Behandlungspfade und Standardarbeitsanweisungen im Rettungsdienst. Unter: https://www.mags.nrw/sites/default/files/asset/document/bpr_saa_2018.pdf (zuletzt eingesehen am: 02.01.2019, 16:40 Uhr, MEZ)
Stichwort: „Behandlungspfad NotSan NRW"

Ministerium für Arbeit, Gesundheit und Soziales des Landes Nordrhein-Westfalen (2015a): Ausführungsbestimmungen zur Ausbildung zur Notfallsanitäterin / zum Notfallsanitäter in Nordrhein-Westfalen Teil II. Unter: https://www.mags.nrw/sites/default/files/asset/document/ausfuehrungsbestimmungen_notsan_teili_ueberarbeitet_13112015.pdf (zuletzt eingesehen am: 09.02.2019, 14:24 Uhr, MEZ)
Stichwort: „Ausführungsbestimmungen NotSanG"

Ministerium für Arbeit, Gesundheit und Soziales des Landes Nordrhein-Westfalen (2015b): Ausführungsbestimmungen zur Ausbildung zur Notfallsanitäterin / zum Notfallsanitäter in Nordrhein-Westfalen Teil I (neu). Unter: https://www.mags.nrw/sites/default/files/asset/document/ausfuehrungsbestimmungen_notsan_teili_ueberarbeitet_13112015.pdf (zuletzt eingesehen am: 09.02.2019, 11:50 Uhr, MEZ)
Stichwort: „Ausführungsbestimmungen NotSanG"

Ministerium für Arbeit, Gesundheit und Soziales des Landes Nordrhein-Westfalen (2016): Rahmenlehrplan Ausbildung zum Notfallsanitäter / zur Notfallsanitäterin in Nordrhein-Westfalen. Unter: https://www.mags.nrw/sites/default/files/asset/document/rahmenlehrplan-notsan-nrw.pdf (zuletzt eingesehen am: 09.02.2019, 10:01 Uhr, MEZ)
Stichwort: „Rahmenlehrplan Notfallsanitäter"

Niedersächsisches Kultusministerium (2008): Rahmenrichtlinien für die Ausbildung Rettungsassistentin / Rettungsassistent. Unter: http://www.nibis.de/nli1/bbs/archiv/rahmenrichtlinien/rettass.pdf (zuletzt eingesehen am: 04.01.2019, 18:31 Uhr, MEZ)
Stichwort: „Rahmenrichtlinie Rettungsassistent"

Schell (o.J.): Der Rettungsassistent und seine Notkompetenz. Unter: http://www.wernerschell.de/Rechtsalmanach/Zivilschutz/rettungsassistent.php (zuletzt eingesehen am: 02.01.2019, 13:34 Uhr, MEZ)
Stichwort: „Patientenrecht Rettungsassistent Notkompetenz"

Schwill (2014): Informationen zum Notfallsanitätergesetz Fragen und Antworten. In: Feuerwehr-Info Nr. 4/2014, unter: http://www.komba-nrw.de/fileadmin/user_upload/laender/nrw/info/fb_feuerwehr/2014/FW-Info_4_2014_Informationen_zum_NotSanG_Fragen_und_Antworten.pdf (zuletzt eingesehen am: 06.01.2019, 10:20 Uhr, MEZ)
Stichwort: „Warum NotSanG"

Taupitz (2015): Gesetzliche Definition der Heilkunde nur im Heilpraktikergesetz in Ärzteblatt am 23.02.2015. Unter https://www.aerzteblatt.de/nachrichten/61902/Gesetzliche-Definition-der-Heilkunde-nur-im-Heilpraktikergesetz (zuletzt eingesehen am: 02.01.2019, 10:28 Uhr, MEZ)
Stichwort: „Gesetzliche Definition der Heilkunde"

Tries (2017): Die Not mit der Kompetenz - Juristische Bestandsaufnahme. In: Handbuch Rettungswesen Ergänzung 4/2017, unter:
https://www.rettungswesen.info/download/C_33.pdf (zuletzt eingesehen am: 09.02.2019, 18:33 Uhr, MEZ)
Stichwort: „Handbuch Rettungswesen"

Wissenschaftliche Dienste (2014): Organisation der Notfallversorgung in Deutschland unter besonderer Berücksichtigung des Rettungsdienstes und des Ärztlichen Bereitschaftsdienstes. Unter:
https://www.bundestag.de/blob/408406/0e3ec79bfb78d7dde0c659a2be0927ca/wd9%E2%80%93105%E2%80%9314--pdf-data.pdf (zuletzt eingesehen am: 04.01.2019, 16:47 Uhr, MEZ)
Stichwort: „Föderalismus Rettungsdienst"

Wissenschaftliche Dienste (2016): Die Ausbildungszielbestimmung des § 4 Abs. 2 Nr. 2 Buchstabe c des Notfallsanitätergesetzes. Bundesrechtliche Vorgaben und Umsetzung durch die Bundesländer. Unter:
https://www.bundestag.de/blob/476080/0c5c298bbbe9e7b9c0ea67f161c0a190/wd-9-042-16-pdf-data.pdf (zuletzt eingesehen am: 02.01.2019, 12:42 Uhr, MEZ)
Stichwort: „Wissenschaftliche Dienste Ausbildungszielbestimmung NotSanG"

Wissenschaftliche Dienste (2018): Zur Fortbildungspflicht in ausgewählten Heilberufen. Unter: https://www.bundestag.de/blob/569576/6fa92423f1b001e02fd0b46f4bc8361e/wd-9-058-18-pdf-data.pdf (zuletzt eingesehen am 02.01.2019, 11:26 Uhr, MEZ)
Stichwort: „Wissenschaftliche Dienste Heilberuf"

8. Rechtsquellenverzeichnis

AG Koblenz, Urteil vom 08.11.2008, Aktenzeichen 2 Ca 1567/08, Wolters Kluwer

Ausbildungs- und Prüfungsverordnung für Rettungsassistentinnen und Rettungsassistenten (RettAssAPrV), vom 07.11.1989, (BGBl. I S. 1966), die zuletzt durch Artikel 20 des Gesetzes vom 2. Dezember 2007 (BGBl. I S. 2686) geändert worden ist

Ausbildungs- und Prüfungsverordnung für Notfallsanitäterinnen und Notfallsanitäter (NotSanAPrV) vom 16.12.2013, (BGBl. I S. 4280), die durch Artikel 31 des Gesetzes vom 18. April 2016 (BGBl. I S. 886) geändert worden ist"

Gesetz über den Beruf der Notfallsanitäterin und des Notfallsanitäters (Notfallsanitätergesetz - NotSanG) vom 22.05.2013 (BGBl. I S. 1348), das durch Artikel 1h des Gesetzes vom 4. April 2017 (BGBl. I S. 778) geändert worden ist

Gesetz über den Rettungsdienst sowie die Notfallrettung und den Krankentransport durch Unternehmer (Rettungsgesetz NRW – RettG NRW) vom 24. November 1992, zuletzt geändert von Artikel 2 des Gesetzes vom 17. Dezember 2015 (GV. NRW. S. 886), in Kraft getreten am 1. Januar 2016

Heilpraktikergesetz (HeilprG), vom 17.02.1939, zuletzt geändert durch Artikel 17e des Gesetzes vom 23. Dezember 2016 (BGBl. I S. 3191)

Rettungsassistentengesetz (RettAssG) vom 10. Juli 1989, (BGBl. I S. 1384) Außer Kraft am 31. Dezember 2014 durch Artikel 5 Satz 2 des Gesetzes vom 22. Mai 2013 (BGBl. I S. 1348), das zuletzt durch Artikel 19 des Gesetzes vom 2. Dezember 2007 (BGBl. I S. 2686) geändert worden ist

9. Abkürzungsverzeichnis

Abb.	Abbildung
Abs.	Absatz
ÄLRD	Ärztliche Leiter Rettungsdienst
BÄK	Bundesärztekammer
BAND	Bundesvereinigung der Arbeitsgemeinschaften der Notärzte Deutschlands e.V.
BayRDG	Bayrisches Rettungsdienstgesetz
BT	Bundestag
BtMG	Betäubungsmittel Gesetz
BVRD	Berufsverband für den Rettungsdienst, heute DBRD
d. A.	der Autor
DBRD	Deutsche Berufsverband Rettungsdienst e.V.
Ebd.	eben da
evtl.	eventuell
GBE	Gesundheitsberichterstattung des Bundes
GKV	Gesetzliche Krankenversicherer
HeilprG	Heilpraktikergesetz
HPG	Heilpraktikergesetz
l.a.	Lega artis
Jg.	Jahrgang
NotSanAPrV	Notfallsanitäter Ausbildungs- und Prüfungsverordnung
NotSanG	Notfallsanitätergesetz
NRW	Nordrhein-Westfalen
o.g.	oben genannten
RettAssAPrV	Rettungsassistenten Ausbildungs- und Prüfungsverordnung
RettAssG	Rettungsassistentengesetz
RTW	Rettungswagen
SAA	Standard Arbeitsanweisung
StGB	Strafgesetzbuch
SVR	Sachverständigenrat zur Begutachtung der Entwicklung im Gesundheitswesen
u.	und
u.a.	unter anderem
Vgl.	Vergleiche
z.B.	zum Beispiel

10. Anhangsverzeichnis

11. Anhang

Anhang 1

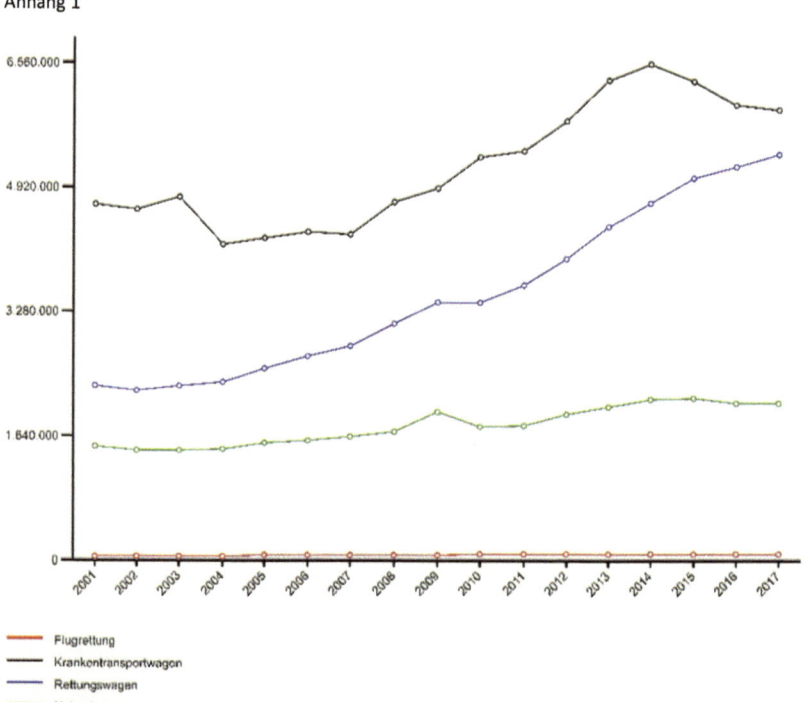

- Flugrettung
- Krankentransportwagen
- Rettungswagen
- Notarztwagen

„Leistungsfälle bei Rettungsfahrten und Krankentransporten der Versicherten der
gesetzlichen Krankenversicherung", (Quelle: Gesundheitsberichterstattung des Bundes
2019, unter: http://www.gbe-bund.de)

Anhang 2

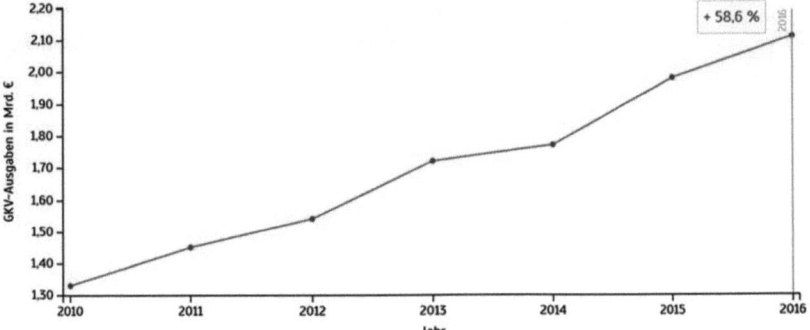

„Mehr Krankenbeförderung zulasten der gesetzlichen Krankenversicherung", (Quelle:
Kassenärztliche Bundesvereinigung 2019, Unter: htpps://www.kbv.de)

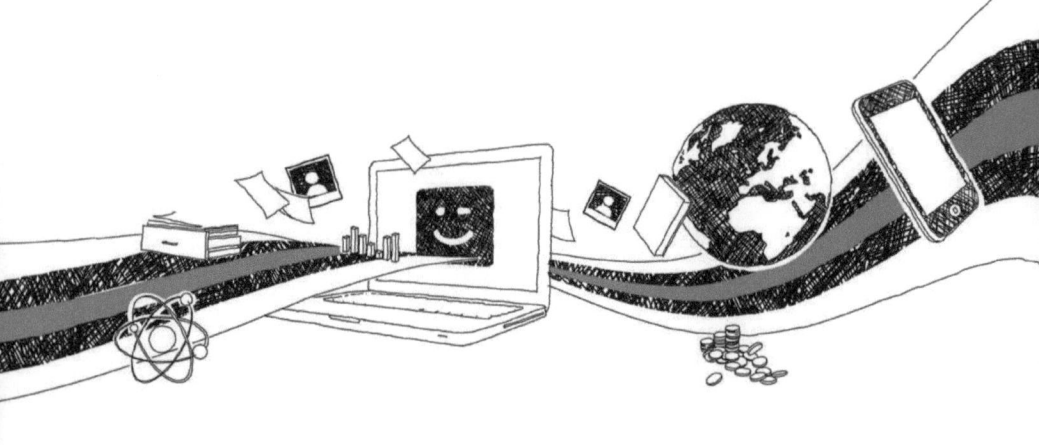
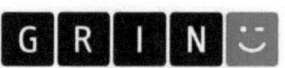